# BEI GRIN MACHT SICH IHR WISSEN BEZAHLT

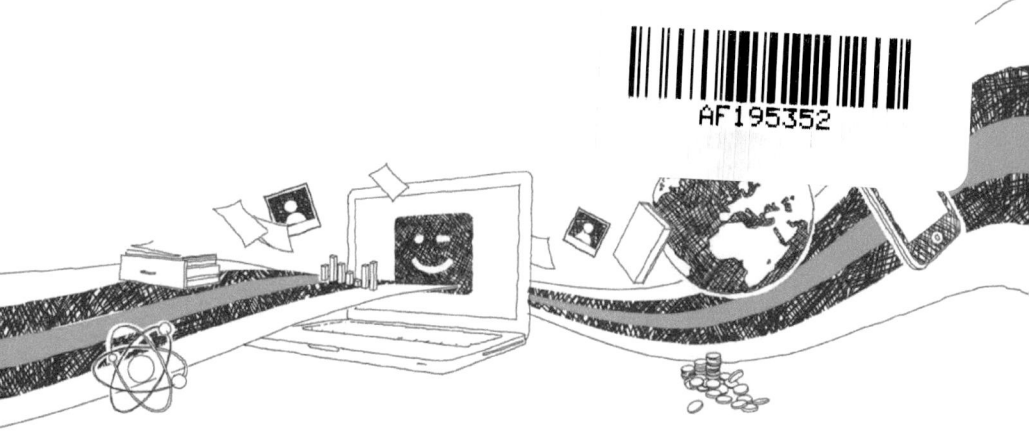

- Wir veröffentlichen Ihre Hausarbeit, Bachelor- und Masterarbeit
- Ihr eigenes eBook und Buch - weltweit in allen wichtigen Shops
- Verdienen Sie an jedem Verkauf

Jetzt bei www.GRIN.com hochladen und kostenlos publizieren

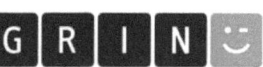

Marion Hartmann

**Identität und Krise. Der Einfluss von Lebensereignissen auf die Persönlichkeitsentwicklung von Frauen**

GRIN Verlag

**Bibliografische Information der Deutschen Nationalbibliothek:**

Die Deutsche Bibliothek verzeichnet diese Publikation in der Deutschen Nationalbibliografie; detaillierte bibliografische Daten sind im Internet über http://dnb.d-nb.de/ abrufbar.

Dieses Werk sowie alle darin enthaltenen einzelnen Beiträge und Abbildungen sind urheberrechtlich geschützt. Jede Verwertung, die nicht ausdrücklich vom Urheberrechtsschutz zugelassen ist, bedarf der vorherigen Zustimmung des Verlages. Das gilt insbesondere für Vervielfältigungen, Bearbeitungen, Übersetzungen, Mikroverfilmungen, Auswertungen durch Datenbanken und für die Einspeicherung und Verarbeitung in elektronische Systeme. Alle Rechte, auch die des auszugsweisen Nachdrucks, der fotomechanischen Wiedergabe (einschließlich Mikrokopie) sowie der Auswertung durch Datenbanken oder ähnliche Einrichtungen, vorbehalten.

**Impressum:**

Copyright © 2008 GRIN Verlag GmbH
Druck und Bindung: Books on Demand GmbH, Norderstedt Germany
ISBN: 978-3-656-72916-7

**Dieses Buch bei GRIN:**

http://www.grin.com/de/e-book/279553/identitaet-und-krise-der-einfluss-von-lebensereignissen-auf-die-persoenlichkeitsentwicklung

**GRIN - Your knowledge has value**

Der GRIN Verlag publiziert seit 1998 wissenschaftliche Arbeiten von Studenten, Hochschullehrern und anderen Akademikern als eBook und gedrucktes Buch. Die Verlagswebsite www.grin.com ist die ideale Plattform zur Veröffentlichung von Hausarbeiten, Abschlussarbeiten, wissenschaftlichen Aufsätzen, Dissertationen und Fachbüchern.

**Besuchen Sie uns im Internet:**

http://www.grin.com/

http://www.facebook.com/grincom

http://www.twitter.com/grin_com

MARTIN-LUTHER-UNIVERSITÄT HALLE-WITTENBERG

MEDIZINISCHE FAKULTÄT

INSTITUT FÜR GESUNDHEITS- UND PFLEGEWISSENSCHAFT

Psychologie

Wintersemester 2007/2008

**Hausarbeit**

**Auswirkungen von kritischen Lebensereignissen
auf die Identitätsentwicklung von Frauen im Erwachsenenalter**

Marion Hartmann

# Inhaltsverzeichnis

1 Einleitung ............................................................................................................. 3

2 Die Entwicklung von Identität ............................................................................. 4

3 Die Rolle von Frauen im mittleren Erwachsenenalter ......................................... 6

4 Entwicklung ......................................................................................................... 8

5 Kritische Lebensereignisse und Krisen ............................................................... 9

6 Auswirkung von Krisen auf die Identitätsentwicklung von Frauen im mittleren Erwachsenenalter ............................................................................................... 14

7 Diskussion .......................................................................................................... 18

8 Fazit und Ausblick ............................................................................................. 19

9 Literaturverzeichnis ........................................................................................... 20

*Wohl in der Mitte unseres Lebensweges*
*geriet ich tief in einen dunklen Wald,*
*so dass vom graden Pfad ich verirrte.*

*Oh, schwer wird´s mir, zu sagen, wie er war,*
*der wilde Wald, so finster und so rau;*
*Angst fasst aufs neue mich, wenn ich dran denke;*

*So schmerzlich, dass der Tod kaum bittrer ist.*

*Dante Alighieri*

# 1 Einleitung

Im Alltag einer psychiatrischen Station mit dem Behandlungsschwerpunkt Krisenintervention suchen oft Frauen im mittleren Lebensalter Hilfe, die durch belastende Lebensereignisse in eine persönliche Krise geraten und Diagnosen wie Anpassungsstörungen und Depressionen, aber auch Angststörungen und Medikamentenabusus vorweisen.

Psychische Erkrankungen gewinnen als Ursache für Arbeitsunfähigkeit in den letzten Jahren immer mehr an Bedeutung. Im Jahr 2005 standen psychische Erkrankungen an vierter Stelle der Krankheitsursachen für Arbeitsunfähigkeit. Die Depression ist die häufigste psychische Erkrankung, an der ca. 5% der Bevölkerung leiden. Frauen sind hierbei zwei- bis dreimal so häufig betroffen wie Männer. Zudem erhöht sich das demographische Gewicht des mittleren Lebensalters mittelfristig durch die demographische Entwicklung. Die demographische Alterung der Erwerbsbevölkerung schreitet fort.

In der Behandlungskonzeption der psychotherapeutisch orientierten Stationen werden Krisen aber auch in Anlehnung an Aguilera (vgl. Aguilera 2000) als Chance zur Entwicklung verstanden.

Diese Arbeit soll daher neben einem Überblick zur Bedeutung der Begriffe Identität und Krise untersuchen, wodurch Krisen bei Frauen im mittleren Lebensalter ausgelöst werden können und welche Gefahren und Möglichkeiten in einer Krise für die Entwicklung der Identität von Frauen liegen. Dazu wird mit Hilfe einer Literaturübersicht folgende Fragestellung untersucht:

**Wie wirken sich kritische Lebensereignisse auf die Identitätsentwicklung von Frauen im Erwachsenenalter aus?**

## 2 Die Entwicklung von Identität

Sucht man nach Erklärungen für das Konstrukt der Identität, finden sich viele verschiedene und sich überlappende Theorieentwürfe. Im Folgenden sollen Beispiele für zentrale Positionen aufgeführt werden.
Erikson führt bei der Beschäftigung mit der Adoleszenz den Begriff der Identität ein. Er versteht unter Identität die „unmittelbare Wahrnehmung der eigenen Gleichheit und Kontinuität in der Zeit und die damit verbundene Wahrnehmung, dass auch andere diese Gleichheit und Kontinuität erkennen (vgl. Erikson 1966:18). Erikson baut damit auf der von Freud entwickelten Vorstellung von normativen Konflikten in der frühen Kindheit auf und weitet sie auf den ganzen Lebenslauf aus. Er versteht unter Entwicklung eine Abfolge krisenhafter Phasen, die aufeinander aufbauen (vgl. Ulich 1987:65). Jede Bewältigung einer kritischen Phase ist dabei Voraussetzung für Entwicklungsprozesse in der nächsten Stufe. Entwicklung als Lösung von Grundkonflikten ist typisch für jede Phase des Lebenslaufs. Die Phase der Identitätsfindung ordnet er der Adoleszenz zu, da die Jugendlichen gravierenden körperlichen Veränderungen ausgesetzt sind und Erfahrungen der Kindheit mit den Möglichkeiten und Erwartungen an den zukünftigen Erwachsenen integrieren müssen. Rollenkonfusion gefährdet nach Erikson die Identitätsbildung und wird sichtbar in der Unfähigkeit der Jugendlichen, eine Rolle entsprechend der Erwartungen der Gesellschaft anzunehmen (vgl. Faltermaier 2002:44-46). Entwicklung beschreibt Erikson somit als Prozess, orientiert an einer „Normalbiographie", in der sich Veränderung nur durch Krisen vollziehen kann (vgl. Ulich 1987:65).

Havighurst orientiert sich mit seinem Konzept der Entwicklungsaufgaben stark an Erikson. Er gliedert den Lebenslauf an Entwicklungsaufgaben, die sich stark an der Normalbiographie von Mittelschichtangehörigen westlicher Industriegesellschaften anlehnen. Für das mittlere Erwachsenenalter formuliert er die Entwicklungsaufgabe „Heim / Haushalt führen, Kinder aufziehen, berufliche Karriere" (vgl. Ulich 1987:78).

Auf der Basis von Eriksons Theorie nimmt Marcia (vgl. 1966) anhand empirischer Untersuchungen vier Identitätszustände an, die sich danach einteilen lassen, ob eine Krise bewusst erlebt und ihr gegenüber eine Verpflichtung eingegangen wird: In der „diffusen Identität" findet keine Festlegung für Beruf oder Werte statt, Krisen wurden nicht erlebt. Das „Moratorium" beschreibt ein krisenhaftes Suchen ohne bisherige Festlegung. Die

Auseinandersetzung mit beruflichen oder sonstigen Wertfragen ist gegenwärtig. Bei der „übernommenen oder vorweggenommene Identität" vollzieht sich die Festlegung auf Beruf oder Werte in Folge einer Auswahl durch die Eltern, es entsteht eine innere Verpflichtung auf einen zuvor nicht krisenhaft erarbeiteten Lebensentwurf. Personen mit einer „erarbeiteten Identität" legen sich auf selbst ausgewählte Berufe und Wertpositionen fest, Krise und Verpflichtung dienen hier als Voraussetzung. Marcia et al. (vgl. 1993) weisen in empirischen Studien die Möglichkeit nach, Identitätszustände mehrfach zu durchlaufen oder eine bereits erreichte Identität anzuzweifeln (vgl. Faltermaier 2002:66-67).

Whitbourne & Weinstock (1982) verstehen unter Identität die Gesamtheit körperlicher Merkmale, Fähigkeiten, Motive, Ziele, Einstellungen, Werthaltungen und sozialer Rollen, die ein Mensch sich selbst zuschreibt. Sie entwerfen einen dynamischen Identitätsprozess und unterscheiden dabei zwischen induktiver und deduktiver Differenzierung. Bei der induktiven Differenzierung akkommodiert das Individuum ständig seine bisherige Identitätsstruktur an veränderte Umweltbedingungen, die nicht mehr in Einklang mit seinem Selbstbild stehen. Bei der deduktiven Differenzierung werden Erfahrungen aus der Perspektive der Identität des Individuums assimiliert. Zu einer Störung kommt es, wenn induktive und deduktive Differenzierung nicht mehr im Gleichgewicht stehen. Bei einem Überwiegen der deduktiven Identität bleibt die Identitätsstruktur starr und unflexibel, neue Erfahrungen werden nicht integriert, wenn sie nicht mit dem Selbstbild übereinstimmen. Bei zu großem Realitätsverlust entstehen Krisen durch Anpassungsprobleme. Überwiegt die induktive Differenzierung kommt es zu einer ständigen Akkommodation der Identitätsstruktur bei neuen Erfahrungen. Ursache können sich schnelländernde Lebensbedingungen sein, ebenso wie eine zu schwach ausgeprägte, zu flexible oder sich zu schnell anpassende Identitätsstruktur. Die Persönlichkeit erscheint instabil, es mangelt ihr an Erfahrung der Kontinuität. Nimmt sich die Person nicht mehr als Einheit war, kann es zur Krise kommen mit der Folge eines Identitätsverlustes. Psychische Störungen können in beiden Fällen bei fehlender Gegenregulation erfolgen (vgl. Faltermaier 2002:67-69).

In einem Lehrbuch „Psychiatrische Krankenpflege" (vgl. Sauter et al. 2006) wird Identität als „subjektiver Konstruktionsprozess" beschrieben. Individuen bemühen sich hier, innere und äußere Welt zu integrieren (Keupp et al. 2002: 7). Bei der „Identitätsarbeit" sollen unterschiedliche Erfahrungen in einen sinnvollen Zusammenhang gebracht und individuell verknüpft werden (vgl. ebd.: 9).

Individualisierung, Pluralisierung und Globalisierung führen zu einem „Patchwork der Identitäten" (vgl. Keup 1997). Das Konzept der narrativen Identitätskonstruktion geht davon aus, dass die Identität eines Menschen geformt wird, indem sich anderen mitgeteilt wird und durch positive Gegenreaktionen bestärkt wird.

Zur Frage, ob sich bei der Identitätsbildung ein Geschlechtseffekt nachweisen lässt, formuliert Gilligan 1988 eine These, die besagt, das Mädchen wegen der Zunahme an verfügbaren Optionen heutzutage stärkere Identitätsprobleme zeigen. In früheren Studien lassen sich eine stärkere Orientierung von Jungen an berufsbezogenen, von Mädchen an beziehungsbezogenen Facetten der Identität nachweisen, was sich heute jedoch nicht mehr klar nachweisen lasse.

## 3 Die Rolle von Frauen im mittleren Erwachsenenalter

Versucht man Informationen über das aktuelle Frauenselbstbild über eine große Internetsuchmaschine zu erhalten, könnte man zu der Auffassung gelangen, dass sich das Frauenbild zwischen Theorien Eva Hermans, Alice Schwarzers und „Germany´s Next Top Model" bewegt.

Als zentrale Entwicklungsaufgaben für das mittlere Erwachsenenalter formulierten Peck (1972) als Ergänzung zu Erikson und Havighurst Folgendes (vgl. Abb.1):

| Autor | Entwicklungsaufgaben |
|---|---|
| Erikson (1988) | – Generativität bzw. schöpferische Tätigkeit versus Stagnation (verantwortungsvolle Besorgtheit als Ziel) |
| Havighurst (1972) | – Den Kindern zum reifen Erwachsensein verhelfen; <br> – Soziale und politische Verantwortung entwickeln; <br> – Befriedigende berufliche Entwicklung; <br> – Freizeitinteressen entwickeln; <br> – Akzeptieren physiologischer Veränderungen. |
| Peck (1972) | – Die Bewertung der Weisheit statt Hochschätzung körperlicher Kräfte; <br> – Sozialisierung statt Sexualisierung in den menschlichen Beziehungen; <br> – Flexibilität in emotionalen Bindungen statt emotionaler Verarmung; <br> – Geistige Beweglichkeit statt Starre. |

Abb. 5.1: Entwicklungsaufgaben im mittleren Erwachsenenalter

**Abb. 1 (Faltermaier 2002:144)**

In dieser Phase sollen also Bewertungen, Modifizierungen und Rücküberprüfungen von Lebenszielen stattfinden. Tesch (vgl. 1985) und Novak (vgl. 1985-86) können jedoch keinen Zusammenhang von Generativität und Lebensalter nachweisen. Faltermaier (vgl.

2002:145) fordert deswegen, Entwicklungsaufgaben offener zu formulieren, empirisch besser zu fundieren und für unterschiedliche kulturelle und soziale Milieus zu differenzieren.

Historische Analysen von Kohli (vgl. 1985) zeigen, dass im mittleren 19. Jahrhundert ein typisch zeitlicher Ablauf von Ereignissen im Familienzyklus (Heirat, Geburt der Kinder, Auszug der Kinder aus dem Elternhaus, Tode des Ehegatten) zu einer grobe Dreiteilung des Lebenslaufes mit Kindheit und Jugend als Vorbereitungsphase, Aktivitätsphase im Erwachsenenalter und Ruhephase im Alter führte. Diese Phasen wurden verstärkt durch die rechtliche Fixierung von Altersgrenzen über das Bildungs- und Rentensystem. Dieser Prozess der Familienbildung wird verschoben (vgl. Kohli 1985:22), was unter anderem sichtbar wird durch einen Anstieg des Alters bei Heirat und bei Geburt der Kinder. Die Heiratsneigung und Geburtenrate nimmt ab, Scheidungsziffern steigen stark an. Die Familie als dominante Lebensform ist nicht mehr vorherrschend, es kommt somit zu einer Pluralität von Lebensformen. Der früher stark altersnormierte Familienzyklus ist in dieser Form heute für viele Menschen und vor allem Frauen nicht mehr ein selbstverständlicher Teil ihres Lebenslaufs.

Ähnliche Entwicklungen sind in der Erwerbsarbeit sichtbar. Sogenannte Normalarbeitsverhältnisse sind nicht mehr vorherrschend. Massenarbeitslosigkeit, das Entstehen einer Vielfalt von Erwerbsverhältnissen, wie diverse Teilzeitformen, befristeten Arbeitsverträgen, ungeschützte Beschäftigungsverhältnisse (Jobs ohne Sozialversicherung, Leiharbeit, Heimarbeit, Werkverträge, freie Mitarbeit), die Tendenz zur Flexibilisierung von Beschäftigungsverhältnissen und Arbeitszeit führt zu einem Aufbrechen der normalen Erwerbsbiographie. Diese Entwicklungen in Familie und Erwerbsleben sind Teil eines gesellschaftlichen Umbruchsprozesses, der als Individualisierungsprozess beschrieben wird (vgl. Beck 1986) mit einer Ablösung von traditionellen Sozial- und Lebenszusammenhängen, insbesondere aus den sozialen Klassen, Geschlechtsrollen und Familienbezügen. Dieser Verlust von traditionellen Sicherheiten führt zu einer neuen Art sozialer Einbindung, die Beck im Wesentlichen in der vollständigen Abhängigkeit des Individuums vom Arbeitsmarkt sieht. Die Bewältigung ständig neuer Anforderungen der Gesellschaft insbesondere auch durch Frauen erfordert insgesamt einen anderen Persönlichkeitstypus, den flexiblen Mensch (vgl. Sennett 1998). Das Bild des fertigen Erwachsenen ist nicht mehr gültig.

Die Ergebnisse eines empirischen Projekt von Höpflinger und Perrig-Chiello (2001) besagen unter anderem, dass Frauen im mittleren Lebensalter noch stark im

Spannungsfeld traditioneller und moderner weiblicher Lebenschancen stehen und sich oft mit traditionell orientierten Müttern und modern orientierten Töchtern konfrontiert sehen. Geissler und Oechsle weisen 1996 hingegen fünf unterschiedliche Typen der Lebensplanung bei jungen Frauen nach, die große intraindividuelle Unterschiede von der individualisierten über die berufszentrierte bis zur traditionellen familienzentrierten Lebensplanung zeigen (vgl. Geissler / Oechsle 1996).

Als weitere bedeutsame Veränderungen im historischen Vergleich von Frauen im mittleren Erwachsenenalter stellen Höpflinger und Perrig-Chiello ein verzögertes Einsetzen der nachelterlichen Lebensphase durch die späteren Geburten fest. Zudem bleiben gut qualifizierte Frauen aufgrund beruflich-familiärer Unvereinbarkeiten oft kinderlos und leben in dieser Lebensphase im Gegensatz zu Männern tendenziell eher allein. Ansonsten spielt sich das Leben der Frauen im mittleren Lebensalter mehrheitlich in Kleinfamilien oder Paarhaushaltungen ab. Eine intergenerationelle Doppelbelastung (gleichzeitig Kind und pflegebedürftiges Elternteil im Haushalt) ist nachweisbar keine typische und erwartbare Erfahrung. Dennoch kommt es zu einer Zunahme eines zweiten familial-beruflichen Vereinbarkeitskonflikts von Frauen durch Notwendigkeit der Übernahme familialer Pflege. Der Tod der Eltern kann dennoch belastend wirken. Insgesamt kommt es zu einer Zunahme der Erwerbsquoten von Frauen im mittleren Lebensalter, die charakterisiert ist durch ein vielfältiges Nebeneinander verschiedener familial-beruflicher Biographien. Frauen in diesem Lebensalter werden deutlich seltener frühpensioniert. Eine zusätzliche Belastung kann der Tod der eigenen Eltern bedeuten (vgl. Höpflinger / Perrig-Chiello 2001).

Einerseits können somit durch verringerte soziale Zwänge neue Handlungs- und Gestaltungsmöglichkeiten und dadurch neue Entwicklungschancen für das Individuum entstehen. Andererseits kann es durch den Wegfall feststehender sozialer Strukturen zu vielen Widersprüchen kommen, die zu Überforderung, Krisen und damit zur Gefährdung personaler Identitäten führen können (vgl. Keupp et al. 2002).

## 4 Entwicklung

Die klassische Entwicklungspsychologie bezieht sich auf biologische Ansätze und versteht somit unter Entwicklung einen Reifungs- und Wachstumsprozess. Dieses Verständnis wurde vor allem auf die kindliche Entwicklung von körperlichen oder kognitiven Funktionen angewendet (vgl. Faltermaier 2002:30). In den 70er Jahren entwickelte sich die sogenannte „Life-Span Developmental Psychology", die einen größeren Schwerpunkt auf die Forschung im Bereich der Entwicklung im Erwachsenenalter legte. Üblicherweise wird das Erwachsenenalter in frühes (20.-40. Lebensjahr), mittleres (40. – 60. Lebensjahr) und spätes Erwachsenenalter (über dem 60. Lebensjahr) eingeteilt. Baltes fasst zur Entwicklungspsychologie der Lebensspanne vier Grundannahmen zusammen (vgl. Baltes et al. 1980). Unter anderem versteht er unter Entwicklung einen lebenslangen Prozess, der nicht bereits mit Abschluss der Adoleszenz beendet ist. Da es verschiedene Wege der Entwicklung gibt, die nicht an einen bestimmten Endzustand gebunden sind, verläuft Entwicklung somit potentiell multidirektional. Sie scheint zudem durch große interindividuelle Variabilität und intraindividuelle Plastizität gekennzeichnet zu sein, das bedeutet, dass Menschen sich in ihren Entwicklungswegen unterscheiden und in weit größerem Maß veränderbar sind als bisher angenommen. Entwicklungsprozesse finden auf körperlichen, kognitiven, emotionalen und sozialen Ebenen statt und im Kontext von Beruf, Familie, sozialen Netzwerken, Freizeitinteressen, politischen Aktivitäten und anderen. Es wird sich ebenfalls stärker neben dem ontogenetischen Prinzip auf eine gesellschaftlich-historische Perspektive konzentriert. Statt dem chronologischen Alter als unabhängige Variable wird eine Reihe von biologischen, sozialen und psychologischen Bedingungsfaktoren zur Erklärung intraindividueller Veränderungen und interindividueller Unterschiede hinzugezogen. Entwicklungsbedingungen ordnet Baltes in „normativ-altersbezogene" Einflüsse", „normativ-historische" Einflüsse und „non-normative Einflüsse". Unter „Normativ-altersbezogene" Einflüsse versteht er altersabhängige biologische Abläufe und Umweltbedingungen, die er als normativ bezeichnet, da sie in einem bestimmten Alter die meisten Individuen einer Gesellschaft betreffen und auch sozial erwartet werden, wie Pubertät oder Klimakterium. Mit „Normativ-historisch" bezeichnet er historische Einflüsse, die die meisten Mitglieder einer Generation betreffen, wie Weltkriege oder Weltwirtschaftskrisen. „Non-Normative Einflüsse" betreffen alle anderen Umwelt- und biologischen Bedingungen und meint viele individuell bedeutsame Lebensereignisse, die meist weder sozial erwartet noch vorhersagbar sind, wie Krankheiten, Todesfälle, Arbeitslosigkeit oder Trennung (vgl. Faltermaier 2002: 24-26).

## 5  Kritische Lebensereignisse und Krisen

Die Begriffe „Lebensereignis", „Lebenskrise", „Krise", „life stress", psychosozialer Streß" oder „unerwünschte Lebensereignisse" werden oft überwiegend bedeutungsgleich verwendet (vgl. Ulich 1987:123).

Das Konzept der kritischen Lebensereignisse bezieht sich nach Filipp (vgl. 1981) eher auf Lebenslauf- und Persönlichkeitsspezifische, Kontext- und Epochal-spezifische Veränderung. Unter „kritische Lebensereignissen" werden oft deutliche, abrupte Veränderungen in der Lebenssituation einer Person verstanden, die die Person in zentralen Bedürfnissen, Interessen und Überzeugungen treffen und somit emotional von Bedeutung sind. Als zentrale potentiell kritische Lebensereignisse im mittleren Erwachsenenalter nennt Faltermaier (vgl. 2002: 146) Schulabschluss der Kinder, Menopause, „empty nest", Großelternschaft, Pensionierung des Partners, aber auch nonnormative Ereignisse, wie Scheidung oder schwere Krankheit. Vaillant zeigt in seiner Studie (vgl. Vaillant 1980), dass seelische Gesundheit nicht im Fehlen dieser kritischen Ereignisse begründet liegt, sondern in der Fähigkeit, damit kompetent umzugehen. Nachgewiesen ist ebenfalls, dass negative Auswirkungen insbesondere dann zu befürchten sind, wenn mehrere kritische Lebensereignisse gemeinsam auftreten und eine Bewältigung schwer fällt (vgl. Palmore et al. 1979). Kritische Lebensereignisse („life events") können somit zu Krisen führen (vgl. Sauter et al. 2006:783). Auch Übergänge zwischen den verschiedenen Lebensabschnitten mit den veränderten Rollen und Anforderungen können Krisen verursachen. Darüber hinaus kann Stress (am Arbeitsplatz, in der Umwelt) oder Krankheit eine Krise auslösen.

Garus übertrug das aus der Medizin entnommene Konzept der Krise wahrscheinlich erstmalig auf den Entwicklungsverlauf einer seelischen Krankheit (vgl. Schönpflug 1976:1242ff.). Er definierte Krise als Zeitraum, in der die Entwicklung einer seelischen Krankheit zu einem bestimmten Zeitpunkt eine Wende zum besseren oder Schlechteren erfährt. Als Merkmale einer Krise beschrieb er Schlagartigkeit, Intensität und kurze Zeitdauer und grenzt sie damit von anderen Belastungszuständen ab wie Stress, Angst oder Konflikt. Die emotionale Komponente der Belastung wird betont. Entwicklungspsychologen übertrugen dieses Konzept der krankheitsbezogenen Krise auf die Reifungskrise. Die Bedeutung der Krisen für einen positiven Entwicklungsverlauf wird von allen entwicklungspsychologischen Krisenkonzeptionen betont (vgl. Ulich 1987:49).

Thomas (vgl. 1909) bezeichnete mit Krise Ereignisse, die von Individuen oder Gruppen erfahren werden können. Unter Krisen verstand er eine „Bedrohung und Herausforderung, eine Belastung für die Aufmerksamkeit. Eine Aufforderung zu neuem Handlungen, die den Keim einer neuen Organisation in sich tragen können" (Ulich 1987:6).

Als Basis für das Verständnis der Krise können die theoretischen Überlegungen Freuds dienen. Aus psychoanalytischer Sicht liegt der Krise immer ein Konflikt zugrunde. Ebenso beeinflusste Freuds Homöostasemodell, sowie die Aussagen über Psychogenese, Ich-Funktionen und Abwehrmechanismen die nachfolgenden Krisenkonzeptionen (vgl. Ulich 1987:13).

Erikson entwickelte diese Überlegungen weiter und entwarf ein Phasenmodell des Lebenslaufs, das sich durch normative Entwicklungskrisen gliedert. Erikson versuchte als erster nach Freud, einen Zusammenhang zwischen Krise und Entwicklung herzustellen, indem er das Krisenkonzept mit einem Lebenslaufansatz verknüpfte und eher soziale und kulturelle Elemente, sowie Interaktion mit der Ontogenese betonte (vgl. Brandstädter 1982:84-85).

Unter Krise versteht Riegel (vgl. 1981) die Aufhebung der Synchronizität zwischen Entwicklungsprozessen auf der biologischen, individuell-psychologischen, kulturell-gesellschaftlichen und materiell-physikalischen Ebene (vgl. Ulich 1987:68). Er schreibt Krisen über die Synchronisation der verschiedenen Ebenen eine entwicklungsfördernde Rolle zu (vgl. ebd. 13-15).

Lindemann (vgl. 1944) legt seinen Schwerpunkt in der gemeindepsychiatrisch orientierten Forschung über Verlusterlebnisse, Tod, Krieg und andere Katastrophen. Die Behauptung, dass Krisen nach ca. 6 Wochen abgeklungen seien, habe scheinbar bei Lindemann ihren Ursprung. Anfangs bezeichnet Lindemann eine Krise als die Situation des Verlustes, einschließlich der traumatischen Erfahrung (vgl. Ulich 1987: 21-23). Kritische Ereignisse im Lebenslauf können später nach Lindemann (vgl. 1956) nur bei Personen zu einer Krise führen, die aufgrund ihrer Persönlichkeit, früherer Erfahrungen oder anderer Faktoren in der gegenwärtigen Situation besonders verletzbar sind und deren emotionale Ressourcen über ihre üblichen Bewältigungsstrukturen hinaus strapaziert werden. Er unterscheidet klar zwischen normaler Belastung (stress) und Krise als außergewöhnlicher Belastungssituation (vgl. Ulich 1987:26-27).

Caplan (vgl. 1964) versteht unter Krise ein Ungleichgewicht zwischen den Schwierigkeiten und der Bedeutung eines Problems und den unmittelbar zur Verfügung stehenden Ressourcen, dies zu bewältigen (vgl. Sauter et al. 2006:782). Krisen durchlaufen nach Caplan vier Phasen (vgl. 1964:40ff), ausgelöst durch einen Reiz kommt es zu erhöhter Spannung, die zu Problemlösungsreaktionen führt. Misserfolg oder Fortdauer des Problems führt zu weiterem Spannungsanstieg mit Erregung oder Hilflosigkeit, Mobilisierung innerer und äußerer Ressourcen, dadurch werden neue

Methoden erprobt und alternative Formen von Problemdefinitionen. Bei weiterem Anstieg der Spannung durch missglückte Problemlösungsversuche kann die Belastung bis zum Zusammenbruch gesteigert werden. Caplan sieht die Krise verbunden mit der Möglichkeit positiver Entwicklung. In der Krise erkennt und erarbeitet sich die Person – bei positivem Ausgang – neue und bessere Wege der Bedürfnisbefriedigung, sie ordnet ihre Beziehungen zur Umwelt neu, es kommt zu einer Reorganisation innerer Kräfte, neue Bewältigungsmuster werden zum integrierten Bestandteil der Persönlichkeit und erhöhen damit die Chance, dass sich die Person mit künftigen Bedrohungen effektiver auseinandersetzen kann (vgl. Ulich 1987:33- 35). Seine zentralen Annahmen sind jedoch laut Ulich (vgl. ebd.:39) empirisch nicht nachweisbar, da große interindividuelle Unterschiede bei der Auseinandersetzung mit Belastungen bestünden (vgl. Silver / Wortmann 1980).

Aguilera und Messick (vgl. Jones 1997) beschreiben das Entstehen einer Krise folgendermaßen: im Suchen nach einem psychischen Gleichgewicht lösen Menschen Probleme mit den vorhandenen Ressourcen. Empfindet eine Person die Ressourcen als unzureichend kommt es zur psychischen Spannung, die sich bei Fortdauer des Problems verstärkt. Es entstehen in der Folge Gefühle wie Angst, Scham und Hilflosigkeit. Das Entstehen einer Krise ist dabei abhängig von der Ereigniswahrnehmung, der situativen Unterstützung und der verfügbaren Bewältigungsmechanismen (vgl. Sauter et al. 2006:782, 783)

Reiter und Strotzka (vgl. 1977) definieren Krisen als zeitlich umschriebene, akute Ereignisse oder Erlebnisse, die überraschend eintreten und von ungewissem Ausgang mit dem Charakter des Bedrohlichen, des möglichen Verlustes sind. Sie stellen gewohnte Wert- und Zielvorstellungen in Frage, fordern Entscheidungen und Neuanpassung, können Gefühle der Hilflosigkeit, Angst und Insuffizienz erzeugen, führen vielfach zur Änderung von Verhalten und Erleben und bieten somit auch die Chance zu einer Neuorientierung.

Ciompi (vgl. 1993) sieht eine Krise als akute Überforderung eines gewohnten Verhaltens- oder Copingsystems durch belastende äußere oder innere Erlebnisse. Benter (vgl. 2001) unterscheidet Krisen im Reifungsprozess, situative Krisen und außergewöhnliche Krisen, analog beinhalten seltene, außerordentliche Ereignisse, wie Brandkatastrophen, Erdbeben, Geiselnahme oder einen Atomunfall (vgl. Sauter et al. 2006:782).

Faltermaier (vgl. 2002:76) beschreibt Krise als „…eine mögliche Folge der mit einem Lebensereignis verknüpften Veränderung der Lebenssituation…", die auftreten kann, „…

wenn sich negative Veränderungen bedrohlich zuspitzen und die Person in zentralen Dimensionen ihres Selbst betroffen ist, so dass ihre Fähigkeit zu handeln gefährdet wird".

Da die Forschungsansätze sehr heterogen bezüglich ihrer zentralen theoretischen Konzepte, ihrer disziplinären Zuordnung, ihrer Herkunft, ihrer methodischen Vorgehensweisen sind, und viele Gemeinsamkeiten und Überlappungen bestehen, ist eine systemische oder historische Ordnung nur schwer herstellbar. Anhand Abbildung 2 bemüht sich Ulich, einen Überblick der zentralen krisenbezogenen Forschungsansätze herzustellen (vgl. Ulich 1987:58).

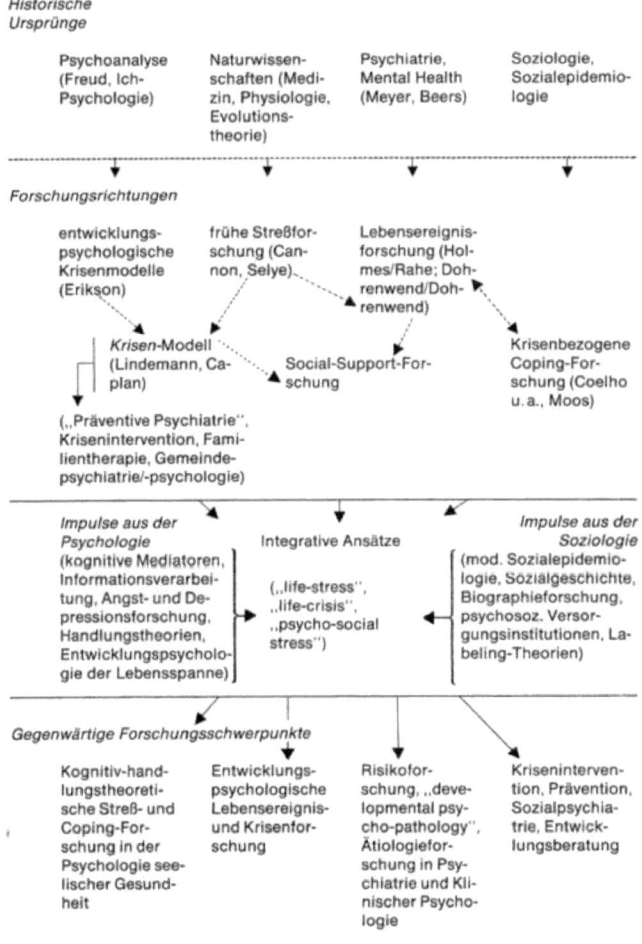

Abb. 2 (Ulich 2002:59)

In Krisen treten sowohl physische als auch psychische Merkmale oder Symptome auf. Krisen sind jedoch psychische Geschehnisse trotz ihrer Verflochtenheit mit sozialen und materiellen Umweltgegebenheiten.

Bis Ende der 1980er Jahre sind jedoch weder ein einheitliches Krisenkonzept noch eine Krisentheorie vorhanden (vgl. Ulich 1987:6).

# 6 Auswirkung von Krisen auf die Identitätsentwicklung von Frauen im mittleren Erwachsenenalter

Mit der Auswirkung von Rollenübergängen, Lebenskrisen und kritischen Lebensereignissen befasst sich die Lebensereignisforschung („Life Event"-Forschung) etwa ab den 1980er Jahren. Sie entwickelte sich aus der klinisch-psychologischen Fragestellung, wie sich belastende Lebensereignisse auf die Entstehung von psychischen Störungen auswirken und ob die damit verbundenen persönlichen Krisen bei erfolgreicher Bewältigung nicht auch die Persönlichkeitsentwicklung fördern können.

Generalisierungen über verschiedene Arten von Krisen, Personen, Altersgruppen, Gesellschaften und historische Ereignisse hinweg wie in Phasenmodellen des Krisengeschehens halten einer empirischen Überprüfung dabei in der Regel nicht stand (vgl. Silver/Wortmann 1980). Es werden hingegen intra- und interindividuelle Unterschiede in den meisten Untersuchungen deutlich sichtbar, bezogen auf emotionale Reaktionen bei vergleichbaren objektiven Belastungen oder bezogen auf ähnliche Bewältigungsformen bei verschiedenen Personen. Erfolgversprechend sind Systematisierungsversuche und Zusammenhangsannahmen nur bei Berücksichtigung dieser Unterschiede und deren Erklärungsversuch (vgl. Ulich 1987:43).

Ein einseitiges Identitätsmodell wie von Erikson (vgl. 1988) wurde dabei durch Untersuchungen zur Identitätsentwicklung im Erwachsenenalter in Frage gestellt. Erikson siedelt die Stufe der Identitätsbildung im Adoleszentenalter an, da hier körperliche Veränderungen sowie der gleichzeitige soziale Druck, sich für einen bestimmten Beruf/eine Ausbildung zu entscheiden, Jugendliche zwingen, unter einer Vielzahl von Rollenmodellen ihre Wahl zu treffen. Die Integration von Identifikationen, Rollen und Selbstheiten führt zu einer gelingenden Identität; bleibt das aus droht Identitätsdiffusion. Aber auch die Identität im Erwachsenenalter unterzieht sich ständigen Wandlungen. Ebenso wie Adoleszente haben sich Frauen im mittleren Erwachsenenalter mit körperlichen Veränderungen und der Wahl zwischen verschiedenen Rollenmodellen auseinanderzusetzen.

Hilfreich zur Erforschung ist die oben beschriebene Unterscheidung der Lebensereignisse in normative und nicht-normative Ereignisse. Diese Einteilung lässt sich jedoch in der Praxis häufig nicht deutlich voneinander unterscheiden und kann sich im historischen Prozess im Auftreten und der Altersnormierung verschieben; als Beispiel sei hier die steigende Zahl der Ehescheidungen genannt, so dass hier fast schon von einem normativen Ereignis gesprochen werden kann. Klassische Forschungsgebiete konzentrieren sich auf normative Lebensereignisse und untersuchen unter anderem, welche Krisenerfahrungen die betroffenen Personen machen und wie sich diese auf die Persönlichkeitsentwicklung auswirken (vgl. Faltermaier 2002:75-76).

Verschiedene Identitätsstile können sich dabei auf den Umgang mit Entwicklungsaufgaben oder Lebensereignissen auswirken (vgl. Withbourne 1987). Am Beispiel der Konfrontation mit dem Älterwerden zeigt sich beim akkommodativen Identitätsstil eine Überreaktion auf die ersten physischen altersbedingten Einschränkungen mit der Chance der realistischeren Sicht der zweiten Lebenshälfte. Beim assimilativen Identitätsstil kommt es über ein Ignorieren dieser physischen Veränderungen zu einer optimistischen Sichtweise mit dem Risiko, dass eine realistische Beschäftigung und Kompensation dieser Alterserscheinungen verhindert wird. Beim ausbalancierten Identitätsstil besteh eine realistische Selbstwahrnehmung durch eine aktive Auseinandersetzung mit körperlichen Veränderungen und dem Versuch einer Kompensation durch entsprechendes Gesundheitsverhalten.

Scheinbar führen Abbau- und Synthetisierungsprozesse zum aktiven Bestehen eines mit sich selbst identischen Zustandes. Geht man davon aus, dass unsere Persönlichkeit im Erwachsenenalter stabil ist, vergisst man, Menschen als lebende und damit offene Systeme zu betrachten, die vom ständigen Austausch mit ihrer Umwelt abhängen und damit keine wirklich stabilen Zustände kennen. Die klassische Entwicklungspsychologie beschäftigt sich aber überwiegend mit Veränderungen, die im Zusammenhang mit dem Lebensalter stehen, also mit der Ontogenese. Ziel ist dabei die Beschreibung und Erklärung der mit dem Lebensalter einhergehenden intraindividuellen Veränderungen und interindividuellen Unterschiede in intraindividuellen Veränderungen. Psychische Veränderungen können jedoch unabhängig von unserer konventionellen Zeitrechnung auftreten, auch wenn sie von dieser beeinflusst werden. Alter erklärt somit nichts, nicht jedes Kind ist beispielsweise mit sechs Jahren schulreif. Alter kann jedoch mit Faktoren korrelieren, die für bestimmte Entwicklungsergebnisse verursachend sind (vgl. Josephs 2007:39-41). Identitätsveränderungen und Krisen können dabei von außen durch veränderte Umweltbedingungen, aber auch von der Person selbst eingeleitet werden (vgl. Frey / Hauser 1987). Interne und externe Bedingungen können sich summieren oder interagieren. Das Erreichen eines bestimmten Alters kann Entwicklungsprozesse in Gang setzen. So können Lebensereignisse wie der Auszug des letzten Kindes oder das Erreichen des Rentenalters oder Arbeitslosigkeit zu einer Veränderung von Lebenszielen anregen. Zur Beschreibung von Veränderungen können unterschiedliche Zeitachsen und Zeitdimensionen beachtet werden (vgl. Josephs 2007:41-42). Zeiterstreckung und Zeitperspektive entwicklungsbedeutsamer Veränderungen werden in späteren Dimensionen möglicherweise nicht mehr dieselben sein. Deutlich wird, dass der mögliche Zusammenhang zwischen Entwicklung und Krisen immer im Zusammenhang mit historischen und gesellschaftlichen Ereignissen und unter phylogenetischen Gesichtspunkten betrachtet werden muss (vgl. Ulich 1987:113).

Nunner-Winkler (vgl. 1987) beschäftigte sich dazu mit der Frage der Auswirkungen der gegenwärtig herrschenden Lebenskrisen, da Individuen keine Möglichkeiten mehr haben, ihre Identität zu stabilisieren. In Zeiten schnellen gesellschaftlichen Wandels und fehlender Orientierungssysteme wachsen die Bedürfnisse der Individuen, über ihr Leben zu reflektieren und sich ihrer Selbst immer wieder zu vergewissern Die Herstellung von Kontinuität wird schwieriger, so dass mehr an Identitätsarbeit geleistet werden muss. Immer mehr Menschen sind durch die Gefährdung ihrer Lebensinteressen gezwungen, sich mit den ihnen übrig bleibenden Handlungs- und Entwicklungsmöglichkeiten auseinanderzusetzen. Durch Verdrängung von Bedrohungen wird Verantwortung abgegeben, so dass sich das Individuum entlastet fühlt und nicht hilflos wird. Durch unvollständige Abwehr begleitet die Bedrohung unterschwellig jegliches Handeln und entwertet es damit zugleich. Diese Unfähigkeit des Individuums zur Herstellung von Konsistenz in seiner den eigenen Lebensinteressen entsprechenden Lebensführung verursacht weitreichende Konsequenzen wie Verkürzung der Zeitperspektive, Misstrauen, Hilflosigkeit, Egoismus, Beschränkung auf kurz- und mittelfristige Konsuminteressen, wachsende Verantwortungslosigkeit und hängt mit der objektiven Ungleichverteilung von Macht zusammen (vgl. Nunner-Winkler 1987). Identitätsbildung wird verhindert durch Erkennen der realen Bedrohungen sowie Erkennen der Hilflosigkeit und auch durch die verschiedenen Formen der Abwehr, Verleugnung, Intellektualisierung und Rationalisierung. Realitätswahrnehmung, realistische Planungen, Handlungsentwürfe und Zukunftsperspektiven werden behindert. Identitätsbildung gelingt nur in Teilbereichen, wobei Inkonsistenzen teilweise ausgeblendet werden. Ein latentes Wissen um die Widersprüche begleitet alle Lebensäußerungen (vgl. Nunner-Winkler 1987).

Nicht jede Krise muss somit entwicklungsfördernd sein (vgl. Ulich 1987:15). Fehlende Unterstützung, fehlende Kompetenzen und gesellschaftliche Widerstände können eine Resynchronisation (vgl. Riegel 1981) unmöglich machen. Dies belegt Carruth (vgl. 1975) anhand einer eigenen Untersuchung über die unüberwindbaren Schwierigkeiten von Studentinnen, mit gegensätzlichen Rollenanforderungen (Weiblichkeit vs. Leistung) fertig zu werden.

Trotz der inzwischen wenig einheitlichen Lebensläufe im Familienlebenszyklus durch die Individualisierung lassen sich zwei zentrale Punkte bei Familien im mittleren Lebensalter durch Studien belegen: Die Unterschiedlichkeit des Elternseins und die gegenseitigen Abhängigkeiten der Entwicklungen der Eltern und der Kinder (vgl. Ryff / Seltzer 1996).

Der Individualisierungsprozess wird empirisch sichtbar an der steigenden Zahl gescheiterter Ehen und auseinandergefallener Familien und der Zunahme von Single-Haushalten. Menschen werden zunehmend aus traditionellen Bindungen herausgelöst und das Individuum erscheint weitestgehend als freier Gestalter seiner Beziehungen. Dies bedeutet den Wegfall eines engen familiären Netzwerkes als Unterstützung bei der Krisenbewältigung und die Verbindung von Belastungen im Leben mit Beziehungsverlusten oder schwierigen Beziehungen. Andererseits entsteht durch eine Vielfalt von Lebensformen ein größerer Gestaltungsspielraum, der eine subjektive Einflussnahme auf die persönliche Entwicklung bietet (vgl. Faltermaier 2002:71).

Spezielle Krisenereignisse, die die Rolle von Frauen im mittleren Erwachsenenalter betreffen können, sind Status- und Rollenkonflikte wie Mutterschaft oder Karriere, Kinderlosigkeit, Arbeitslosigkeit, Menopause, Auszug der Kinder aus dem Elternhaus und Umstellung auf nachelterliche Partnerschaft („empty nest syndrom"). Darunter verstand man ein meist depressive Stimmung bei Frauen als Folge des Auszugs der Kinder aus dem Elternhaus. Das Leben von Frauen sei so stark auf die Kinder ausgerichtet gewesen, dass deren Auszug zu einem Gefühl des Verlustes führe. Identitätsentwicklung der Frauen sei durch das System sozialer Rollen und gesellschaftlicher Strukturen in Bereichen außerhalb der Familie nicht möglich gewesen. Spätere Forschungsergebnisse durch Rubin (vgl. 1980) lassen das „empty nest" jedoch als positives Ereignis insbesondere dann für Frauen erscheinen, wenn der Auszug in gegenseitigem Einverständnis von statten geht, verbunden mit positiven Einstellungen und Erwartungen der neuen Lebenssituation gegenüber. Viele Frauen empfinden einen

Zugewinn an persönlicher Freiheit und finanzieller Entlastung durch den Auszug der Kinder. Dies wird sich jedoch möglicherweise in den nächsten Jahren wieder ändern, unter anderem durch die gesetzlichen Rahmenbedingungen, die eine Verpflichtung der Eltern vorsehen, ihren Kindern bis zum 25. Lebensjahr Unterkunft zu gewähren. Borland schreibt, dass viele Frauen durch den Mythos der Bestimmung zur Mutter gezwungen seien, Erleichterungsgefühle zu verstecken und verdrängen. Insgesamt falle der Auszug des letzten Kindes meist schwerer. Weniger negatives Erleben wird bei Frauen mit guter Gesundheit und höherer allgemeiner Lebenszufriedenheit festgestellt (vgl. Borland 1982).

Hinweis ergeben sich bei Borland jedoch auf mögliche Kohorteneffekt: Krisen werden überwiegend bei weißen Mittelschichtsfrauen festgestellt mit schlechter Berufsausbildung und Familiengründung in der Zeit nach dem 2. Weltkrieg. Beruflicher Wiedereinstieg in der „empty nest"-Phase gelingt hier somit nicht. Insgesamt wird der „Empty nest"-Übergang nicht mehr einseitig negativ bewertet. Als zusätzliche Belastung kann jedoch der zunehmende Pflegebedarf hochbetagter Angehöriger gesehen werden. Ebenso haben Frauen immer noch im Vergleich zu Männern schlechtere Berufseinstiegs-, sowie Aufstiegschancen trotz besserer und höherer Abschlüsse in allgemeinbildenden Schulen. Dies erschwert zusätzlich den Einstieg nach der Elternzeit, bzw. Erziehungsjahren.

Bateson (vgl. 1989:13) vermutet jedoch Chancen dadurch, dass die Lebensverläufe von Frauen schon immer Brüche vorweisen und die traditionelle Anpassungsleistung der Frauen so in Ressource verwandelt werde.

## 7 Diskussion

Insgesamt lässt sich bei der Suche nach Literatur über Auswirkungen von Krisen auf Identitätsentwicklung von Frauen im Erwachsenenalter feststellen, dass in den gängigen Theorienentwürfen die Besonderheiten weiblicher Identitätskonstruktionen oft wenig Beachtung finden (vgl. Keupp et al. 2002). Zudem erscheint ein Vergleich durch die unterschiedliche Verwendung des Begriffs der Identität und der Krise ebenfalls erschwert.

Weiterhin lassen sich Auswirkungen krisenhafte Lebensereignisse nicht generalisieren, wenn von der Annahme ausgegangen wird, dass Entwicklung potentiell multidirektional und interindividuell variabel ist, sowie eine intraindividuelle Plastizität aufweist, im Gegensatz zum normativer Charakter des Konzept der Entwicklungsaufgaben, welches besagt, dass Krisen aus gescheiterten Entwicklungsaufgaben zwangsläufig entstehen.

# 8 Fazit und Ausblick

Im Bereich der Krisenintervention auf psychotherapeutisch orientierten Stationen könnte die Forschung in diesem Bereich als Basis für Interventionsmöglichkeiten dienen. Förderlich wäre hier sicher, die Abhängigkeit der Identitätsentwicklung von historischen und soziokulturellen, gesellschaftlichen Aspekten zu berücksichtigen. Neben der Beachtung der intraindividuellen Vorgänge wäre es sicher von Wert für die Behandlung von Frauen im mittleren Lebensalter, auch die sozialen, kulturellen und gesellschaftlichen Ursachen zu berücksichtigen und einzubeziehen.

Nicht nur normativ festgelegte Übergangskrisen oder traumatische Ereignisse sollten als Auslöser einer Krise bedacht werden.

Zudem kann eine Forschung, die sich speziell auf die weibliche Identitätsbildung bezieht, die Frauen bei ihrer Entwicklung unterstützen und so dem Anspruch, eine Krise als Chance zu sehen, gerecht werden.

# 9 Literaturverzeichnis

Aguilera, D.C. (2000): *Krisenintervention. Grundlagen, Methoden, Anwendung.* Bern: Huber.

Baltes, P.B. / Reese, H.W. / Lipsitt, L.P. (1980): *Life-span developmental psychology.* Annual Review of Psychology 31, 65-110.

Bateson, M.C. (1989): *Composing a life.* New York: Atlantic Monthly Press.

Beck, U. (1986): *Risikogesellschaft. Auf dem Weg in eine andere Moderne.* Frankfurt a.M.: Suhrkamp.

Benter, S.E. (2001): *Crisis intervention.* In Stuart, G.W. Laraia, M.T. (Hrsg.): *Principles and Practice of Psychiatric Nursing (7).* St. Louis: Mosby.

Borland, D.C. (1982): *A cohort analysis approach tot he empty nest syndrom among three ethnic groups of woman. A theoretical position.* Journal of Marriage and the family, 44, 117-129.

Brandtstädter, J. (1982): *Kern- und Leitbegriffe psychologischer Prävention.* In Brandstädter, J. / v.Eye, A. (Hrsg.): *Psychologische Prävention.* Bern: Huber, 81-115.

Caplan, G. (1964): *Principles of preventive psychiatry.* New York / London: Tavistock.

Carruth, J.F. (1975): *Crisis: An abstract model versus individual experience.* In: Datan, N. / Ginsberg, L. (Hrsg.): *Life-span developmental psychology. Normative life crises.* New York: Academic Press, 129-134.

Ciompi, L. (1993): *Krisentheorie heute: Eine Übersicht.* In: Schnyder, U. / Sauvant, J. (Hrsg.): *Krisenintervention in der Psychiatrie.* Bern: Huber.

Erikson, E.H. (1966): *Identität und Lebenszyklus.* Frankfurt a.M.: Suhrkamp.
Erikson, E.H. (1988): *Der vollständige Lebenszyklus.* Frankfurt a.M.: Suhrkamp.

Faltermaier, T. / Mayring, P. / Saup, W. / Strehmel, P. (2002): *Entwicklungspsychologie des Erwachsenenalters.* 2. Aufl. 2002. Stuttgart: Kohlhammer.

Filipp, S.H. (Hrsg.) (1981): *Kritische Lebensereignisse.* München: Urban & Schwarzenberg.

Frey, H.P. / Hauser, K. (Hrsg.) (1987): *Identität.* Stuttgart: Enke.

Geissler, B. / Oechsle, M. / Braemer, G. (1996): *Lebensplanung junger Frauen. Zur widersprüchlichen Modernisierung weiblicher Lebensläufe.* Weinheim: Beltz Deutscher Studienverlag.

Gilligan, C. (1988): *Die andere Stimme. Lebenskonflikte und Moral der Frau.* 4. Auflage. München / Zürich: Piper.

Höpflinger, F. /Perrig-Chiello, P. (2001): *Zwischen den Generationen. Frauen und Männer im mittleren Lebensalter.* Zürich: Seismo-Verlag.

Jones, T. (1997): *Kriseninterventionstheorie von Aguilera und Messick.* In: Ziegler, S.M. (Hrsg.): *Theoriegeleitete Pflegepraxis.* Wiesbaden: Ullstein Medical.

Josephs, Ingrid (2007): *Psychologie des Erwachsenenalters.* Fernuniversität Hagen. Kurs 04703.

Keupp, H. (1997): *Ermutigung zum aufrechten Gang.* Tübingen: dgtv.

Keupp, H. /Ahbe, T. / Gmür, W. / Höfer, R. / Mitzscherlich, B. / Kraus, W. / Straus, F. (2002): *Identitätskonstruktionen. Das Patchwork der Identitäten in der Spätmoderne.* Reinbek bei Hamburg: Rowohlt.
Kohli, M. (1985): *Die Institutionalisierung des Lebenslaufs. Historische Befunde und theoretische Argumente.* Kölner Zeitschrift für Soziologie und Sozialpsychologie, 37, 1-29.

Lindemann, E. (1944): *Symptomatology and management of acute grief.* American Journal of Psychiatry 101 (1944), 141-148.

Lindemann, E. (1956): *The meaning of crisis in individual and family living.* Teacher College Record 57, 310-315.
Marcia, J. (1966): *Development and validation of ego-identity status.* Journal of Personality and Social Psychology, 3 (5), 551-558.

Marcia, J.E. / Waterman, A.S. / Matteson, D.R. / Archer, S.L. / Orlofsky, J.L. (1993): *Ego identity. A handbook for psychological research.* New York: Springer.

Novak, M. (1985-86): *Biography after the end of metaphysics: A critique of epigenetic evolution.* International Journal of Aging and Human Development, 22, 189-204.

Nunner-Winkler, G. (1987): *Idnetitätskrise ohne Lösung: Wiederholungskrisen oder Dauerkrise.* In: Frey, H.P. / Haußer, K. (Hrsg.): *Identitätsforschung. Entwicklungen in Psychologie und Soziologie.* Stuttgart: Enke.

Palmore, E. / Cleveland, W.P. / Nowlin, J.B. / Ramm, D. / Siegler, I.C. (1979): *Stress and adaption in later life.* Journal of Gerontology, 34, 841-851.

Parad, H.J. (Hrsg.) (1969): *Crisis intervention: Selected readings.* New York: Family Service Association of America 2.

Reiter, L. / Strotzka, H. (1977): *Der Begriff der Krise.* Psychiatrica clin. 10, 7-26.

Riegel, K.F. (1981): *Psychologie, mon amour.* München: Urban & Schwarzenberg.
Rubin, L.B. (1980): *The empty nest: beginning or ending?* In: Bond, L.A. / Rosen, J.C. (Hrsg.), *Competence and coping during adulthood* (309-331). Hanover, N.H.: University Press.

Ryff, C.D. / Seltzer, M.M. (Hrsg.) (1996): *The parental experience in midlife.* Chikago: University Press.

Sauter, . / Abderhalden, C. / Needham I.(2006): *Lehrbuch Psychiatrische Pflege.* 2. Auflage. Bern: Huber.

Schönpflug, U. (1976): *Krise.* In Ritter, J. / Gründer, K. (Hrsg.): *Historisches Wörterbuch der Philosophie.* Darmstadt: Wissenschaftliche Buchgesellschaft 1976, Bd.4, 1242 – 1245.

Schulberg, H. / Sheldon, A.: *The probability of crises and strategies for preventive intervention.* Archives of General Psychiatry 18, 553-558.
Sennett, R.(1998): *Der flexible Mensch. Die Kultur des neuen Kapitalismus.* Berlin: Berlin-Verlag.

Silver, R.L. / Wortmann, C.B. (1980): *Coping with undesirable events.* In Garber, J. / Seligman, M.E.P. (Hrsg.): *Human helplessness.* New York:Academic Press, 279-340.

Tesch, St. A. (1985): *Psychological development and subjeczive wellbeing in an age cross-section of adults.* International Journal of Aging & Human Development 21, 109-120.

Thomas, W.I.: *Source book for social origins.* Boston: Badger 1909.

Ulich, D. (1987): *Krise und Entwicklung. Zur Psychologie der seelischen Gesundheit.* München: Psychologie Verlags Union.

Vaillant, G.E. (1980): *Werdegänge, Erkenntnisse der Lebenslaufforschung.* Reinbeck bei Hamburg: Rowohlt.

Whitbourne, S.K. / Weinstock, C.S. (1982): *Die mittlere Lebensspanne.* München: Urban & Schwarzenberg.

Withbourne, S.K. (1987): *Personality development in adulthood and old age: Relationships among identitystyle, health and well-being.* Annual Review of Gerontology and Geriatry, 7, 189-216.